AF395298

OBSERVATION

D'HÉMORRHAGIE CÉRÉBRALE

SANS PHÉNOMÈNES CARACTÉRISTIQUES

SUIVIE

DE GANGRÈNE PULMONAIRE

SANS TOUX NI EXPECTORATION.

1857

OBSERVATION

D'HÉMORRHAGIE CÉRÉBRALE

SANS PHÉNOMÈNES CARACTÉRISTIQUES

SUIVIE DE

GANGRÈNE PULMONAIRE SANS TOUX NI EXPECTORATION.

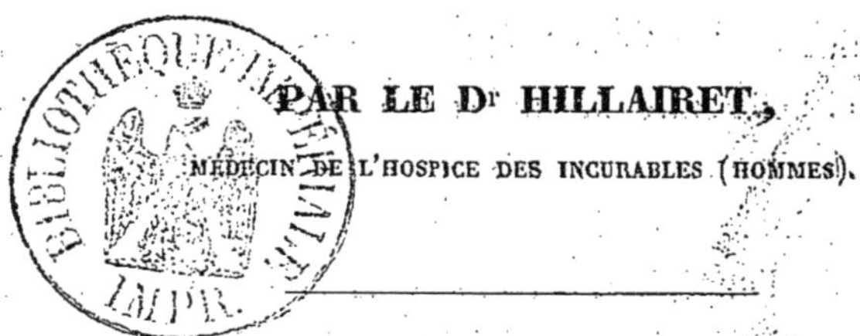

PAR LE Dʳ HILLAIRET,

MÉDECIN DE L'HOSPICE DES INCURABLES (HOMMES).

Phénomènes de congestion cérébrale ; troubles dans la prononciation et impossibilité de former les mots. Perte momentanée de la mémoire ; ABSENCE DE PARALYSIE DU MOUVEMENT ET DU SENTIMENT. Amélioration progressive sous l'influence d'un traitement énergique. Plus tard, malaise général, frissons, anorexie, fétidité de l'haleine, SANS TOUX, NI EXPECTORATION ; matité à la base de la poitrine en arrière et à gauche, faiblesse du bruit respiratoire ; quelques jours après, apparition des signes stéthoscopiques de la pneumonie du 1ᵉʳ au 2ᵉ et au 3ᵉ degré, SANS TOUX NI EXPECTORATION, mais fétidité constante de l'haleine. Mort le 14ᵉ jour après le début des premiers accidents. A l'autopsie, VASTE FOYER HÉMORRHAGIQUE dans le ventricule latéral gauche du cerveau, déchirure de la substance cérébrale en avant et en arrière. Foyers hémorrhagiques dans la corne d'Ammon et l'ergot de Morand ramollis, ainsi que le corps calleux, etc. Excavation gangréneuse à la base du poumon gauche, communiquant avec un espace enkysté de la cavité pleurale correspondante, etc. — Réflexions.

Le diagnostic si difficile des affections cérébrales devient, dans quelques circonstances, d'une impossibilité presque absolue, tant il existe de variations dans les manifestations symptomatologiques des lésions de l'encéphale. Tantôt les symptômes semblent décéler l'existence d'une hémorrhagie cérébrale, là où on trouve un ramollissement ; tantôt c'est à une simple congestion que l'on croit avoir affaire, et c'est un vaste foyer hémorrhagique que l'autopsie révèle. N'arrive-t-il pas aussi que certains sujets succombent comme frappés d'apoplexie foudroyante, chez lesquels les centres nerveux ne présentent aucune altération matérielle, tandis que chez d'autres sujets des kystes anciens séjournent un temps très long dans la pulpe nerveuse sans y occasionner d'accidents graves, si ce n'est à un moment donné où, pris comme d'accidents de l'hémorrhagie cérébrale ou du ramollissement, ils meurent à peu près subitement ?

Entre l'hémorrhagie cérébrale et le ramollissement, l'erreur est souvent facile. Mais entre la congestion et l'hémorrhagie, il est plus rare que le diagnostic ne puisse pas être établi d'une manière à peu près certaine. Cependant les auteurs qui se sont occupés des maladies de l'encéphale, Rochoux, Abercrombie, etc., etc., citent quelques faits où il aurait été impossible au médecin de se prononcer d'une manière positive au début des accidents ; les symptômes prirent, quelques jours après l'invasion, un tel caractère, que l'erreur devint alors impossible.

Dans la congestion cérébrale, la céphalalgie et l'exaltation, auxquelles succèdent bientôt le coma, l'affaiblissement et la perte de l'intelligence, sont de nature à fixer d'autant mieux l'attention des observateurs, que, sous l'influence d'un traitement énergique, ils s'amendent assez facilement et disparaissent ; mais il survient aussi quelquefois, dans la congestion cérébrale, de la paralysie, soit d'emblée, soit après les accidents ci-dessus énumérés : cette paralysie est le plus habituellement partielle, localisée à un organe ou à un autre, et, comme les autres symptômes, cède à un traitement énergique. Il peut se faire cependant que ces paralysies localisées persistent non pas seulement quelques jours, alors que les phénomènes de compression (état comateux, etc., etc.) se sont dissipés, mais plusieurs années, pour disparaître enfin après une nouvelle attaque de congestion, se terminant par guérison. *(Gazette des hôpitaux,* 26 avril 1856, observation de M. Hillairet.)

Dans l'hémorrhagie cérébrale, au contraire, le symptôme le plus habituel et le moins sujet à faire défaut, est, sans contredit, la paralysie du mouvement, qu'elle soit tout à fait localisée à un organe, à un membre, ou étendue à tout un côté du corps. Quant à la paralysie de la sensibilité, elle est moins fréquente, bien que cependant on la rencontre dans la plupart des cas d'hémorrhagie cérébrale. Abercrombie et Rochoux ne lui ont pas fait une aussi large part qu'ils l'auraient dû, dans leurs descriptions. Les auteurs les plus récents, au contraire, Andral, Monneret, Hardy et Béhier, Durand-Fardel, etc., etc., s'en sont longuement occupés et y attachent l'importance qu'elle mérite. En relevant les dix-sept observations d'hémorrhagie cérébrale qui se trouvent dans le 5me volume de *Clinique* de M. Andral, on voit que la sensibilité n'a été conservée que trois fois. La paralysie du mouvement manque bien plus rarement. Loin de se dissiper avec facilité et rapidité, comme lorsqu'elle se présente dans la congestion cérébrale, elle persiste au contraire souvent à un degré extrême, et bien qu'elle subisse presque habituellement une amélioration plus ou moins considérable, que les mouvements se fassent peu à peu dans les membres primitivement paralysés, il reste néanmoins très souvent, sinon toujours, une faiblesse musculaire toute particulière qui trahit son origine.

Ainsi donc, d'une part, la paralysie peut être le résultat d'une simple congestion cérébrale; d'une autre part, la paralysie peut manquer, même lorsqu'il existe un grand foyer hémorrhagique dans l'un des hémisphères cérébraux, comme cela est arrivé dans l'observation qui nous suggère ces réflexions, et qui présente un des cas les plus curieux de vaste hémorrhagie cérébrale, sans aucune paralysie du mouvement ni du sentiment. L'hospice des Récollets est fertile en faits de cette espèce, et là, comme dans tous les hôpitaux de vieillards, on peut chaque jour constater de grandes et nombreuses exceptions aux règles générales établies par certains auteurs, surtout en ce qui concerne les diverses localisations cérébrales. Ce n'est pas à dire pour cela que ces localisations n'existent pas réellement, que telle ou telle partie du cerveau ne possède pas des fonctions spéciales, mais que ces localisations sont loin encore d'être bien connues.

OBSERVATION. — Le nommé Rousseau, âgé de 64 ans, habitant l'hospice des Incurables (hommes), salle St-Sébastien, depuis un an environ, entra à l'infirmerie le 10 février 1856, et fut placé au n° 2.

Les renseignements qu'on put obtenir sur ses antécédents sont excessivement incomplets, car ils furent fournis par des personnes étrangères. On sait seulement qu'il a exercé la profession de broyeur de couleurs, que sa santé était habituellement bonne, qu'il jouissait de toute sa raison, qu'il n'était atteint d'aucune infirmité grave, mais que, dans les derniers temps qui ont précédé son entrée à l'infirmerie, il aurait été tourmenté par des pertes d'argent et des chagrins domestiques. C'était un homme assez robuste, de stature moyenne.

Depuis quinze jours, il se plaignait de céphalalgie intense et persistante. L'appétit était moindre, mais il continuait néanmoins à aller et venir dans la maison; ce n'est que sur les instances de la religieuse de sa salle qu'il se décida à entrer à l'infirmerie. L'interne du service nota alors que le visage était pâle, le pouls à 72, la peau médiocrement chaude, la langue saburrale, et prescrivit une bouteille d'eau de Sedlitz.

A la visite du soir, le malade présenta les symptômes suivants : il était placé sur son séant, les yeux brillants et hagards, le facies plus animé, la tête agitée de mouvements incertains. Il parlait tout haut, soit qu'on l'interrogeât, soit qu'il restât seul. Ce n'était pas des mots entiers qu'il prononçait, mais des syllabes disposées au hasard, et parmi lesquelles il était impossible de rien saisir de raisonnable. Les seuls mots intelligibles qu'il répétait lorsqu'on l'interpellait un peu vivement étaient ceux-ci : *je ne comprends pas cela.* D'ailleurs, l'émission des sons était très nette. Il n'y avait nul embarras de la parole ; la *sensibilité était partout conservée, ainsi que la motilité.* La poitrine ne présentait rien à signaler, si ce n'est quelques râles bullaires disséminés des deux côtés en arrière. La résonnance et la respiration étaient d'ailleurs normales.

La bouteille d'eau de Sedlitz avait occasionné deux ou trois garderobes et un vomissement.

Le 11 février, le malade a été agité toute la nuit et privé de sommeil ; ce n'est que vers le matin qu'il s'est endormi. Décubitus dorsal. A part un peu d'incertitude dans les mouvements des yeux et de la tête, il est assez tranquille, écoute volontiers les questions qui lui sont adressées, peut-être même il les comprend ; mais ses réponses n'appartiennent à aucune langue. Le pouls est au même chiffre que la veille ; la respiration est paisible, sans toux ni expectoration.

Saignée de 250 grammes, vésicatoire à la nuque, diète.

Le 12, l'état est le même ; la saignée a mal coulé, et malgré cela présente une légère couenne irisée. La respiration est entrecoupée de temps en temps par un soupir long et bruyant.

Saignée de 250 grammes, etc., etc.

Le 13, la nuit a été assez tranquille. Le malade prononce ce matin quelques mots qui rentrent dans le vocabulaire commun, mais rien qui ait un sens. Ainsi, il est impossible de savoir ni s'il souffre, ni où il souffre ; le ventre est souple et indolent ; le pouls est à 68-72 ; même état de la poitrine.

Vingt sangsues aux apophyses mastoïdes ; calomel et jalap, etc.

Le 14, les sangsues ont bien saigné ; il s'est fait dans l'état de cet homme une évidente amélioration. Les mots qu'il prononce, quand il ne sont pas exacts, peuvent être assez bien devinés. Ainsi, il dira *bresin* pour besoin, etc., etc. La *sensibilité et la motilité ne sont nullement altérées ;* des piqûres d'épingles, faites au dos de chaque main, lui font éprouver une sensation douloureuse, car il les frotte, les agite, mais ne cherche pas à les soustraire à la douleur, et ne s'informe pas de la cause qui l'a produite, ni d'où elle est venue.

Continuer le calomel et le jalap.

Le 15, l'état est le même.

Le 16, l'intelligence et la mémoire reparaissent lentement, et il est possible d'obtenir quelques détails sur ses antécédents. Ainsi il parle de ses pertes d'argent qui l'ont vivement affecté, mais cela ne paraît pas le préoccuper beaucoup. Le regard est toujours hébété; il n'accuse aucune douleur.

Calomel et jalap. Bouillons et potages.

Le 17, on suspend le calomel, qui a provoqué enfin des évacuations très abondantes. La muqueuse buccale n'est pas affectée, mais on perçoit une odeur fétide, repoussante, gangréneuse, qui s'exhale de la bouche et des fosses nasales.

Le 18, le pouls est à 72-76, la langue recouverte d'un enduit jaunâtre. La *sensibilité et la motilité nullement altérées.*

Matité à la partie postérieure et inférieure des deux côtés de la poitrine; râle sous-crépitant très abondant, surtout à gauche. Rien de notable à la partie antérieure; pas de toux ni d'expectoration.

Le 19, l'examen de la poitrine fait constater les mêmes signes; même état du reste. La raison est presque complétement revenue, et il ne persiste plus qu'un peu de lenteur des idées.

Le 20, le pouls est à 80, la peau chaude, la langue blanche, les papilles en sont développées, les mouvements libres; *motilité et sensibilité intactes.*

Matité évidente avec résistance au doigt, dans la moitié postérieure et inférieure du poumon gauche. A droite, la matité, quoique évidente, est moins absolue dans les points correspondants. A l'angle inférieur du scapulum du côté gauche et dans la fosse sous-épineuse, on perçoit un bruit particulier très rude, très bruyant, sec, qui rappelle le frottement de deux surfaces rugueuses et dont le timbre a quelque chose de métallique. Autour de ce point qui peut avoir 2 centim. de diamètre, râle sous-crépitant à bulles petites, mais inégales. A la partie postérieure et inférieure du poumon droit, râle sous-crépitant présentant le même caractère et s'entendant dans le tiers inférieur de ce poumon. A la partie supérieure des deux côtés, la respiration est rude et mélangée d'un peu de râle sibilant; les mêmes signes existent à la partie antérieure et supérieure.

L'état général est à peu près le même que la veille ; *pas de dyspnée, pas de toux, pas d'expectoration,* absence de douleur dans aucun point de la poitrine. Haleine extrêmement fétide, gangréneuse. Le cœur ne présente rien à signaler.

Le 21, le bruit rude perçu au milieu de l'omoplate gauche s'est un peu modifié. On l'entend encore dans quelques points, mais, en s'élevant vers le creux axillaire correspondant, on entend dans l'inspiration un râle crépitant fin, sec, à bulles égales, mélangé de souffle tubaire.

On apprend que la veille, au soir, le malade a été pris tout à coup de frissons violents suivis de moiteur. Les idées paraissaient un peu plus embarrassées; pas d'hémiplégie, pas de dyspnée, pas de toux, pas d'expectoration. On retira 125 grammes de sang par la saignée du bras.

Tartre stibié, 0,30 centig. dans une potion gommeuse, etc., etc.

Le 22, persistance des mêmes symptômes. Le pouls est à 80-84. Les mouvements de la parole sont libres, mais la mémoire des mots et l'intelligence sont affaiblies. La faiblesse générale est très grande, et, malgré cela, le malade dit se trouver bien. Mélange de souffle et de râle sous-crépitant à la partie postérieure et inférieure de la poitrine des deux côtés; matité, persistance du bruit particulier noté dans la fosse sous-épineuse droite, mais affaibli et plus limité. Supprimer le tartre stibié. Même prescription du reste.

Le 23, le malade peut à peine se tenir sur son séant. Il répond encore aux questions qu'on lui fait. Il n'accuse aucune douleur. Le pouls est petit, filiforme, sufflaminable. La sensibilité et la motilité sont conservées des deux côtés du corps ; pas de paralysie de la langue ni de la face. *Absence de toux et d'expectoration.* Haleine toujours très fétide.

Le 24 février, le malade a été agité; pendant la nuit, il a eu du sub-délirium. Ce matin, râle trachéal entendu à distance; l'affaissement est extrême ; le pouls est très petit, très vif et régulier.

Mort dans la soirée.

Autopsie, trente-six heures après la mort par un temps humide.
Rigidité cadavérique. Rien autre chose à noter à la surface du corps.

Abdomen. — Le foie, la rate, le pancréas sont à l'état normal.

Le rein droit est augmenté de volume, décoloré, mamelonné à ses deux extrémités, qui présentent l'aspect de cicatrices linéaires fibreuses, déprimées. Incisé, on remarque une décoloration de la substance corticale et des pyramides à ces deux extrémités. Les pyramides de la partie moyenne, au nombre de trois ou quatre, sur un corps médian, ont conservé leur coloration. La consistance de ce rein est d'ailleurs augmentée.

La vessie contient à peu près 200 grammes d'urine assez claire, limpide, qui, examinée à l'aide de l'acide nitrique et de la chaleur, a donné un précipité albumineux.

Le tube digestif est sain. Seulement l'intestin grêle, à un mètre environ du cœcum, *offre un diverticulum long de 10 à 12 centimètres,* ayant le même calibre et la même texture que l'iléon avec lequel il se continue en haut et en bas. L'insufflation rend très évidente cette disposition.

Cavité thoracique. — Des brides celluleuses anciennes unissent la plèvre costale droite à la plèvre pulmonaire. La cavité pleurale gauche est presque complétement oblitérée dans ses deux tiers supérieurs, à tel point qu'on est obligé, pour extraire le poumon, de décoller la plèvre pariétale.

Le *poumon droit* est tout à fait sain dans sa moitié supérieure, où l'on ne rencontre aucune trace de tubercules, mais des vésicules largement emphysémateuses ; aspect marbré de la matière noire pulmonaire. Ce poumon est, dans sa moitié postérieure et inférieure, plus lourd, plus dense, plus rouge ; il est ramolli, ne crépite pas et ne surnage pas l'eau ; il présente, en un mot, les altérations qui caractérisent la pneumonie au second degré, et de plus quelques noyaux grisâtres, vers la partie moyenne, qui appartiennent au troisième. Sur les limites de cette altération, il est seulement engoué.

Le *poumon gauche* est recouvert, ainsi qu'il a été dit, par une couche membraneuse, épaisse de 2 à 3 millimètres, constituée par les deux feuillets de la plèvre épaissie et des fausses membranes interposées. Dans un point, la plèvre pariétale est séparée de la plèvre pulmonaire, et l'on y trouve environ 60 à 80 grammes de sérosité enkystée vers la partie moyenne. Dans un autre point, vers la partie postérieure et inférieure de ce poumon, les deux feuillets ne sont pas accolés, dans une étendue de quatre travers de doigt, et ils contiennent un liquide jaunâtre purulent qui, en s'écoulant, laisse à découvert des fausses membranes d'aspect jaunâtre, les unes assez consistantes, les autres friables, les unes adhérentes, les autres libres. Dans le même lieu, vers la partie inférieure et postérieure de ce poumon, s'observe une déchirure inégale, sans perte de substance, longue de 3 à 4 millimètres, et qui permet à un stylet de pénétrer dans une cavité creusée à la base de ce même poumon.

Cette caverne occupe à peu près une étendue de 4 centimètres de diamètre. Elle est très irrégulière, anfractueuse, ses parois sont formées par le tissu pulmonaire altéré ; elle exhale une odeur de gangrène tout à fait comparable à celle notée pendant la vie. Elle est traversée par des cordons d'apparence blanchâtre, fibreux, résistants, divisions des bronches et des vaisseaux pulmonaires. Elle n'est séparée de la surface du poumon que par une épaisseur de 7 millimètres environ, mais au fond des anfractuosités, l'épaisseur de la paroi varie de 2 à 4 millimètres. En bas, cette caverne n'est isolée du diaphragme que par la plèvre ; en haut, une épaisseur de 2 à 3 centimètres au moins de tissu pulmonaire gangréné la sépare du tissu pulmonaire sain. Au pourtour de cette excavation, on constate çà et là les lésions qui caractérisent le second degré de la pneumonie.

Le volume du cœur est à peu près normal. Le ventricule droit contient un caillot fibrineux volumineux qui se prolonge dans l'oreillette et l'artère pulmonaire ; un autre caillot de même espèce est dans le ventricule gauche sur la valvule auriculaire duquel on aperçoit quelques noyaux crétacés. Les parois de ce ventricule paraissent offrir, en outre, un certain degré d'hypertrophie concentrique.

Cavité crânienne. — A l'ouverture de la boîte du crâne, il s'écoule une assez grande quantité de sérosité.

Des adhérences unissent la face interne de la voûte crânienne à la dure-mère, de celle-ci à l'arachnoïde, et de l'arachnoïde à la pie-mère d'une manière si intime, que ce n'est qu'après avoir extrait l'encéphale, et par une dissection attentive, qu'on peut en obtenir la séparation.

La pie-mère se détache, comme à l'état normal, des circonvolutions cérébrales. Les artères de la base de l'encéphale sont incrustées de distance en distance de plaques calcaires et athéromateuses. Cette disposition est surtout remarquable sur le tronc basilaire et l'artère cérébrale postérieure gauche.

L'espace sous-arachnoïdien postérieur est rempli par une sérosité rosée qui colore légèrement le feuillet de la séreuse qui le recouvre.

Vers la partie moyenne du lobe postérieur gauche du cerveau, on observe une coloration noirâtre, sorte d'ecchymose dont le diamètre est de 2 centimètres 1/2. La substance cérébrale est en ce point ramollie et colorée en rouge foncé par un épanchement sanguin.

La main, promenée à la surface de ce lobe postérieur, le cerveau reposant sur sa face convexe, perçoit une sorte de fluctuation qui donne l'idée d'une cavité sous-jacente remplie par une plus ou moins grande quantité de liquide.

Si l'on dirige un instrument au niveau de l'ecchymose notée à la face inférieure et externe de l'hémisphère, *on pénètre dans une vaste cavité que remplit une masse sanguine à divers degrés* de décomposition. L'extrémité antérieure du ventricule latéral, considérablement élargie, est remplie de sang liquide, et probablement mélangé avec une plus ou moins grande quantité de sérosité ventriculaire. La face supérieure du corps strié et de la couche optique est un peu ramollie superficiellement. C'est à la partie moyenne et postérieure du canal circumpédonculaire que s'observent les plus notables altérations. Au niveau de la corne sphénoïdale du corps calleux, *la substance cérébrale est tout à fait détruite*, et le foyer sanguin arrive jusque sous la pie-mère. Un petit foyer hémorrhagique, indépendant de celui qui a surdistendu le ventricule latéral, s'est fait dans l'épaisseur même de la corne d'Ammon; sur une coupe transversale, on distingue parfaitement une couche de substance cérébrale, épaisse de 2 millimètres à peu près, que l'on isole. Le sang épanché dans cette portion du ventricule, *est coagulé, noirâtre au centre et décoloré à la périphérie.* La cavité ancyroïde est élargie, à tel point qu'une épaisseur de 4 millimètres seulement la sépare en certains points de la surface des circonvolutions cérébrales ; elle est également remplie par un sang noir coagulé.

Toutes les parties qui sont en contact avec l'épanchement *sont plus ou moins ramollies.* Le ramollissement est très remarquable au niveau de la partie postérieure de la face inférieure du corps calleux. La corne d'Ammon, l'ergot de Morand, se présentent sous l'aspect d'une pulpe infiltrée de sang, dans laquelle on ne peut plus distinguer ni substance grise, ni substance blanche, et qui s'en va en détritus sous le moindre filet d'eau.

Le ventricule latéral droit contient une assez grande quantité de sérosité colorée en rose. Aucune altération n'existe dans l'hémisphère droit, ni dans le cervelet, ni dans aucune des parties qui composent l'isthme de l'encéphale. La moelle n'a pas été examinée.

Cette observation, déjà longue, ne nous permet pas d'en discuter les symptômes et de faire remarquer combien ils sont insolites. Toutefois, nous ne pouvons nous dispenser de faire un rapprochement entre ces symptômes et les lésions anatomiques, autant pour ce qui concerne les centres nerveux que pour ce qui a trait aux lésions pulmonaires.

Ainsi, Rousseau éprouve de la céphalalgie, de la lourdeur de tête, quelques troubles dans les idées ; mais il continue à aller et venir dans la maison ; plus tard, il survient des alternatives de somnolence et d'agitation, d'insomnie, l'intelligence s'affaiblit, la mémoire devient obtuse, le regard est fixe, le visage hébété ; il ne peut plus répondre aux questions qui lui sont adressées ; la sensibilité et la motilité sont partout conservées. Ces symptômes s'amendent notablement sous l'influence d'un traitement énergique. Mais il survient bientôt des accidents d'un autre ordre dans les organes respiratoires, et les troubles déjà signalés du côté des centres nerveux reparaissent : ce sont l'affaiblissement de l'intelligence et de la mémoire, du subdélirium, des alternatives de somnolence et d'agitation, mais pas la moindre paralysie de la sensibilité ni de la motilité. Il y a donc eu trois phases distinctes dans la marche de ces accidents. L'invasion, suivie d'amélioration, puis une reprise suivie de la mort. Ces symptômes ne ressemblaient-ils pas à ceux que présentent les congestions qui précèdent l'encéphalite ou le ramollissement aigu? L'autopsie montra qu'il existait un épanchement considérable dans le ventricule latéral gauche, *avec déchirure et ramollissement* de certaines parties de la pulpe cérébrale. Les auteurs qui ont avancé que les hémorrhagies ventriculaires, sans lésion de la substance cérébrale, étaient les seules qui pussent ne pas occasionner de paralysie ni du mouvement ni du sentiment, trouvent dans ce fait une exception bien remarquable à leurs assertions.

Pour ce qui concerne les lésions pulmonaires, ce qui est bien remarquable, c'est que la fétidité de l'haleine a précédé de deux jours les symptômes d'invasion et les signes de la pneumonie, et qu'avec l'excavation gangréneuse et les lésions caractéristiques de la pneumonie du premier au second et au troisième degré, le malade n'a eu ni dyspnée, ni toux, ni expectoration. Laënnec a signalé la gangrène diffuse du poumon comme ne donnant pas lieu à de la toux ni à de l'expectoration, mais à de l'adynamie profonde, même dès le début. Divers auteurs ont aussi signalé quelques faits de la même espèce ; chez les enfants, ils sont assez fréquents ; mais chez l'adulte et les vieillards affectés de pneumonie et de gangrène pulmonaire localisée, circonscrite, entraînant la formation d'une excavation gangréneuse, il est extrêmement rare que les malades ne toussent ni n'expectorent. Enfin, dans ce fait si remarquable, sous le double rapport des altérations de l'encéphale et des organes de la respiration, la gangrène pulmonaire semble avoir précédé le début de la pneumonie.

Paris.—Typographie Felix Malteste et Cᵉ, rue des Deux-Portes-St-Sauveur, 22.

www.ingramcontent.com/pod-product-compliance
Ingram Content Group UK Ltd.
Pitfield, Milton Keynes, MK11 3LW, UK
UKHW021056120726
13693UKWH00006B/2663